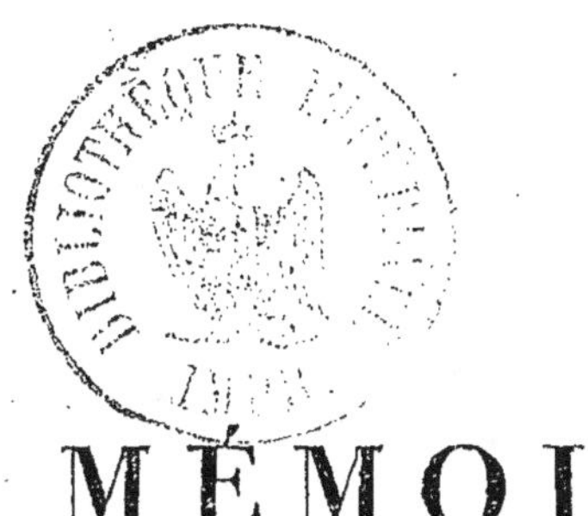

MÉMOIRE

SUR

LE MAL DE GORGE DES ENFANS,

CONNU

SOUS LE NOM DE *CROUP.*

DE L'IMPRIMERIE DE A. BELIN.

MÉMOIRE

SUR

LE MAL DE GORGE DES ENFANS,

CONNU

SOUS LE NOM DE *CROUP.*

Par J. F. A. TROUSSEL,

Docteur en Médecine de la Faculté de Paris.

« Ce n'est qu'en rendant générale, et en quelque
» sorte populaire, la connaissance des symptômes
» qui marquent l'invasion du Croup, qu'on pourra
» parvenir à lui ôter son danger. »
M. Royer-Collard, *Dictionn. des Sciences
médicales.*

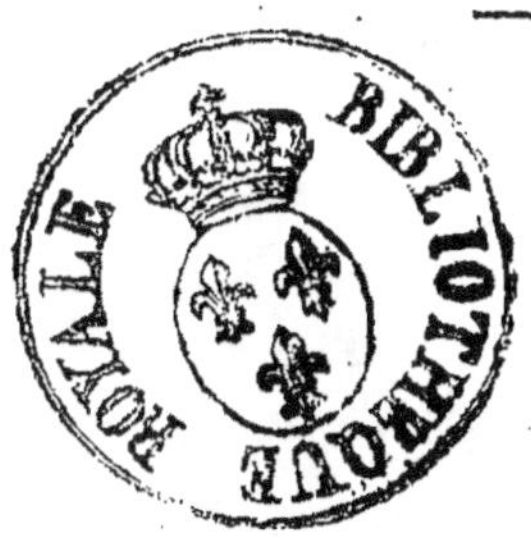

A PARIS,

Chez CROULLEBOIS, Libraire de la Société
de Médecine, rue des Mathurins, n°. 17.

AN 1819.

À

Monsieur JADELOT,

Médecin de l'Hôpital des Enfans malades,

Chevalier de la Légion d'Honneur,

Membre de la Société de la Faculté de Médecine, du Comité central de Vaccine établi près Son Excellence le Ministre de l'Intérieur, etc.

———

À

Monsieur LABORIE,

Docteur en Médecine de la Faculté de Paris ; ex-Chirurgien à l'Hôtel-Dieu, Médecin du Gouvernement pour le sixième Arrondissement, etc.

PRÉFACE.

Des circonstances particulières m'ayant mis à même, dans le cours de mes études médicales, de recueillir un assez grand nombre d'observations sur le croup, je me déterminai à prendre cette maladie pour sujet de ma thèse inaugurale à l'Ecole de Médecine de Paris, et l'empressement avec lequel beaucoup de mères de famille ont cherché à se procurer ce petit ouvrage, m'engage à le faire réimprimer, toutefois avec les changemens que sa nouvelle destination exige.

Persuadé que dans le plus grand nombre des cas où l'on ne réussit pas dans le traitement du croup, c'est faute d'avoir été appelé à temps; mon intention, en mettant ce Mémoire au jour, est de faire que chaque mère, après l'avoir lu, médité, étudié, soit en état de reconnaître chez ses enfans les premiers symptômes d'une des maladies les plus cruelles qui puissent les atteindre, et d'avoir recours dès le principe aux lumières de la médecine.

MÉMOIRE

SUR

LE MAL DE GORGE DES ENFANS,

CONNU

SOUS LE NOM DE *CROUP.*

CHAPITRE PREMIER.

DÉFINITION ET HISTOIRE.

LE Croup consiste dans une inflammation particulière à la membrane muqueuse qui tapisse intérieurement le conduit qui transmet l'air atmosphérique dans les poumons; inflammation dont le caractère spécial est de tendre à produire un épaississement de mucosités qui présente le plus communément l'aspect membraneux. C'est une espèce d'esquinancie.

Cette maladie n'est pas nouvelle; long-temps confondue avec d'autres, indiquée d'une manière particulière vers le milieu du seizième siècle, d'après quelques observations recueillies à Paris dans une épidémie de coqueluche, elle ne fut décrite exactement qu'en 1749, par un médecin italien, qui la nomma *angina strepitosa*, angine ou esquinancie bruyante. *Home*, médecin

d'Edimbourg, la décrivit sous le nom de *croup*;
puis un grand nombre de médecins, tant français
qu'étrangers, se sont occupés de cette maladie,
et leurs ouvrages nous ont amenés par degrés,
mais il est vrai avec assez de lenteur, à la con—
naissance parfaite du croup et de son traitement.

On pense généralement dans le monde que
plus on avance et plus la fréquence du croup
augmente ; cette observation est exacte jusqu'à
un certain point : elle est exacte en ce qu'il est
certain que les maladies catarrhales sont plus
fréquentes maintenant qu'autrefois, et comme
le croup est une espèce d'affection catarrhale,
que toutes les autres maladies de cette nature y
prédisposent, et même le précèdent presque
toujours, il doit s'en suivre que le croup doit
aussi se montrer plus souvent. Mais cette fré—
quence est, en partie, illusoire ; car de ce qu'on
entend parler davantage de cette maladie, il
ne faut pas en conclure qu'elle se montre beaucoup plus souvent qu'autrefois ; cela vient de
ce que l'attention est fixée sur ce point de médecine, de ce qu'il n'y a vraiment pas long-
temps qu'on le connaît bien. Mais si dans les
temps antérieurs on prenait le croup pour
d'autres maladies, maintenant, par un excès
contraire, on croit souvent voir le croup là où

il n'existe pas, nouvelle raison de la fréquence apparente de cette cruelle maladie.

Bien des personnes, étrangères à l'art de guérir, sont imbues d'une erreur grave à cause de ses résultats, erreur qui se propage et que je me reprocherais de ne pas combattre ; elles pensent et croient être persuadées que le croup n'existe ou du moins ne se manifeste plus fréquemment que depuis la propagation de la vaccine. Je vais aisément leur prouver le contraire, et voici comment : la vaccine, cette découverte si précieuse, dont on apprécie tous les jours les résultats avantageux , sur laquelle tous les médecins sont d'accord , que le Gouvernement protège et encourage avec tant de sollicitude ; la vaccine , dis-je , est une très-légère maladie éruptive contagieuse. La petite vérole est de même une maladie éruptive contagieuse et qui, sous une foule de rapports, ressemble à la première ; mais combien aussi n'en diffère-t-elle pas par son intensité, ses symptômes, sa marche, ses résultats ! Ici, la contagion borne ses effets à un endroit indiqué, circonscrit, choisi à volonté ; là , elle s'étend sur presque toutes les parties du corps, surtout à sa surface ; l'une est presque locale, rarement accompagnée d'un léger accès de fièvre ; l'autre est toujours mar-

quée par des symptômes plus ou moins graves ;
la première n'est jamais suivie d'aucune maladie qui en soit la conséquence immédiate ; jamais
elle ne cause la mort ; combien la seconde, au
contraire, ne laisse-t-elle pas après elle d'af-
fections souvent graves et quelquefois mortelles.
Ses moindres effets sont si fréquemment d'altérer
les traits les plus réguliers, remplacés alors par
les stigmates d'une maladie contagieuse , qui ne
nous afflige en Europe que depuis quelques
siècles, et dont le principe, malgré l'opinion
contraire du monde , n'est pas apporté en naissant
et transmis par nos parens ; car si un enfant,
né de père et de mère ayant eu la petite vérole
la plus cruelle qu'on puisse s'imaginer, n'est
de sa vie exposé à la contagion, jamais il n'aura
la petite vérole.

D'après cette comparaison entre la vaccine
et la petite vérole, on voit que ce sont deux
maladies éruptives contagieuses ; mais l'une em-
pêchant l'autre de se développer, on est dans
le cas de choisir, et certainement on ne balan-
cera pas à préférer la plus légère, celle qui
mérite à peine le nom de maladie, et qui même
doit bien plutôt être considérée comme un
moyen préservatif.

En résumé, et voilà où j'en ai voulu venir, la

petite vérole est une des maladies qui prédisposent au croup, il se montre assez souvent pendant son cours, c'est une des circonstances qui en rendent le plus susceptible; la vaccine s'oppose au développement de la petite vérole, et cela est maintenant incontestable ; donc la vaccine détruit une des causes du croup, donc la vaccine, loin d'en augmenter la fréquence, doit au contraire tendre à la diminuer.

CHAPITRE II.

CAUSES.

LE croup peut être regardé comme une maladie de l'enfance, car les grandes personnes en offrent rarement des exemples. Quoiqu'on l'ait observé dans tous les pays, il se montre bien plus fréquemment dans les climats habituellement froids et humides, exposés aux changemens fréquens et subits de la température, où règnent souvent des vents froids; dans les lieux voisins de la mer, des rivières, des marais, des lacs. On a eu occasion de traiter le croup dans toutes les saisons, mais il est incontestable qu'on le rencontre bien plus souvent au printemps, vers la fin de l'automne et pendant l'hiver; il ressemble

en cela, comme en d'autres points, aux affec-
tions dites catarrhales. Rien ne prédispose autant
les enfans à contracter le croup que l'habitation
dans une rue basse, étroite, sale, où le soleil ne
pénètre jamais; dans une maison froide, humide,
exposée au nord, située près d'un égoût, et
surtout s'ils couchent au rez-de-chaussée. Rare
dans les premiers mois de la vie, il est très-
commun depuis un an jusqu'à sept, et s'observe
bien moins souvent après; les deux sexes y
sont également sujets. C'est avec raison qu'on
attribue la fréquence du croup, en grande partie
à la mauvaise habitude de laisser aller les enfans
très-jeunes, la poitrine et les bras nus. Les maux
de gorge, les rhumes, la coqueluche, la rougeole surtout, la petite vérole, la scarlatine
sont autant de circonstances qui rendent susceptible de contracter le croup qui survient souvent
pendant leur cours, et dont les causes détermi-
nantes sont, un refroidissement subit, le pas-
sage brusque d'une température à une autre,
le froid et l'humidité des pieds, tout ce qui
peut diminuer ou arrêter la transpiration, la
répercussion de quelque éruption, des croûtes
laiteuses, par exemple.

CHAPITRE III.

SYMPTÔMES.

UN enfant menacé de cette maladie éprouve des alternatives de froid et de chaud ; son appétit diminue ; il a un peu de fièvre le soir, des lassitudes, de la somnolence ; la respiration paraît un peu gênée, la voix enrouée ; il est triste, inquiet ; la nuit, après quelques heures de sommeil, il s'éveille, s'agite, tousse, la voix offre quelque chose d'extraordinaire ; cependant le calme ne tarde pas à revenir, l'enfant se rendort jusqu'au jour ; il se lève, reprend ses amusemens, quoiqu'avec un peu d'indifférence ; les parens sont loin de s'inquiéter, ils regardent tout cela comme un simple rhume. Le soir arrive, on le couche, il s'endort ; mais bientôt il est réveillé par un accès plus fort que celui de la nuit précédente, il respire avec peine ; la toux est rauque avec un son particulier ; la voix est aiguë, glapissante ; il ressent à la gorge une certaine gêne, une espèce d'étranglement ; fièvre, chaleur à la peau, agitation, coloration du visage, yeux brillans, gonflement des veines du cou ; soif vive, l'enfant avale facilement, état sain des facultés intellectuelles. Peu à peu le calme renaît ; il y a un peu de sommeil, qu'interrompt bientôt un nouvel accès. Le lendemain, la gêne de la respiration persiste dans l'intervalle des accès, qui reviennent à des époques plus ou moins rapprochées, dont la durée et l'intensité varient, et pendant lesquels la difficulté de respirer augmente, accompagnée d'anxiétés, d'inquiétude ; l'inspiration est quelquefois sifflante ; la toux fait entendre un bruit particulier, qu'on reconnaît toujours pour peu qu'on l'ait une fois entendu ; bruit impossible à décrire, et qu'on a comparé au cri de certains animaux, d'un jeune coq par exemple ; ce son, que j'appellerai croupal, se remarque aussi dans la voix. La maladie fait des progrès ; la respiration est de plus en plus courte, gênée, fréquente, l'inspiration est accompagnée d'un soulèvement considérable de toute la poitrine ; la toux revient souvent, elle est suivie de l'expectoration de mucosités filantes, transparentes ; la voix est moins forte ; l'enfant porte souvent la main à la partie antérieure du cou, qui offre un peu de gonflement, où une légère pression détermine de la douleur : il porte la tête en arrière ; le pouls est fréquent, assez fort, la chaleur vive, le visage coloré, couvert de

sueur, surtout pendant les quintes de toux ; chan-
gement fréquent de position ; le petit malade se
met souvent sur son séant, puis il se recouche,
paraît plus tranquille, s'assoupit un peu, et
bientôt est réveillé par un accès plus fort que
les précédens, pendant lequel la suffocation est
imminente, l'inspiration comme convulsive,
sifflante, la voix s'éteint ; cet état est des plus
pénibles pour les assistans, on voit un malheureux
enfant lutter, pour ainsi dire, contre la mort ;
on le voit saisissant avec force tout ce qui est à
sa portée, écartant ses bras, se jetant dans ceux des
personnes qui l'entourent, et ouvrant la bouche
comme pour humer l'air. Les quintes de toux
font rejeter des mucosités glaireuses, au milieu
desquelles se voient quelques petites portions
de matière jaune, épaisse, quelquefois des parties de fausses membranes et même des tubes
membraneux : le pouls conservant sa fréquence,
devient beaucoup plus faible ; le visage s'altère,
se décolore ; quelques heures se passent dans
des alternatives d'agitation et de calme. Mais
bientôt la gêne de la respiration augmente
encore ; elle est continuelle ; le soulèvement de
la poitrine n'est plus si violent ; la toux est moins
fréquente, plus faible ; on entend une espèce
de râle, le pouls est presque insensible, la fai-

blesse fait des progrès, le visage offre une teinte livide, les membres sont froids; la mort vient terminer cette scène de douleur. Tels sont en général les symptômes, la marche et la terminaison du croup abandonné aux seules forces de la nature ou combattu trop tard; mais il présente un grand nombre de variétés suivant l'âge, la constitution: quelquefois, par exemple, l'invasion est subite et la marche tellement rapide, qu'à peine on a le temps de reconnaître le mal qui enlève les enfans en quelques heures.

Ainsi donc les symptômes essentiels du croup sont : la voix rauque; la toux présentant un son particulier; la douleur à la partie antérieure du cou ; la difficulté de respirer, l'inspiration sifflante, l'oppression, l'expectoration de matières filantes, visqueuses, quelquefois membraniformes ; le renversement de la tête en arrière; des accès séparés dans les premiers temps par des intervalles de calme presque parfait; la fièvre.

CHAPITRE IV.

MOYÉNS PRÉSERVATIFS.

On préserve les enfans du croup en évitant le refroidissement et l'air brumeux ; ainsi, par exemple, à Paris, on recommande aux domestiques de ne pas les promener sur le bord de la rivière, surtout après le coucher du soleil ; en fuyant les habitations humides et les lieux où il règne une épidémie de croup. Les vêtemens ne doivent pas être trop légers ; il faut qu'ils recouvrent tout le corps, y compris le cou ; dès qu'ils auront été mouillés, on les remplacera par d'autres bien secs, après avoir essuyé l'enfant avec soin ; les mêmes précautions doivent être prises quand, après avoir joué avec ardeur, il est couvert de sueur, afin d'éviter un refroidissement pernicieux ; si cependant les circonstances n'ont pas permis de le faire, et que l'enfant se soit refroidi, on devra aussitôt qu'il sera possible le mettre dans un bain tiède, le coucher ensuite chaudement, et lui donner quelques petites tasses d'une infusion légère portant à la peau.

Dans les maux de gorge et les rhumes des

enfans, il faut constamment être sur ses gardes, et au moindre soupçon, avoir recours à un Médecin pour se tranquilliser, ou pour, suivant l'expression en usage dans le monde, couper la maladie. On redoublera de précautions dans les éruptions, et surtout pendant le cours de la rougeole, maladie dans laquelle la moindre imprudence, un refroidissement même léger, sont si souvent suivis de l'apparition des premiers symptômes de l'affection dont je m'occupe.

Lorsqu'un enfant a déjà été atteint du croup, la première chose à faire est de l'éloigner de l'endroit où il l'a contracté ; de le couvrir préférablement de vêtemens de laine, et de lui faire tous les soirs des frictions sèches sur tout le corps.

Enfin il est constant que l'énergie des organes de l'enfant, et particulièrement celle des poumons, produite par une bonne éducation physique, peut le prémunir contre le croup, en le rendant moins sensible à ses causes.